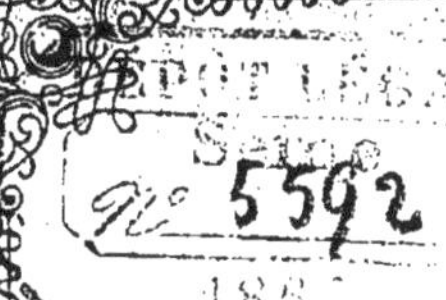

NOTICE

SUR L'APPLICATION

DE LA LIQUEUR DE FEHLING

A L'ANALYSE

DE L'URINE DES DIABÉTIQUES

PAR

C.-F. MAYET

Membre de la Société de Pharmacie.

SE TROUVE

A LA PHARMACIE GUIBOURT-MAYET

9, rue Saint-Marc-Feydeau.

1861

NOTICE

SUR L'APPLICATION

DU RÉACTIF DE FEHLING

A L'ANALYSE

DE L'URINE DES DIABÉTIQUES.

La maladie désignée sous le nom de diabète sucré est connue depuis très-longtemps. Néanmoins il n'est pas douteux que les médecins de notre époque rencontrent des occasions bien plus fréquentes de l'observer, soit que les moyens d'investigation que possède maintenant la science en rendent l'observation plus facile, soit que réellement la maladie se produise plus fréquemment sous l'influence de l'alimentation et des habitudes des populations actuelles.

Cette maladie est aujourd'hui facilement reconnue par tous les praticiens, et l'emploi de quelques réactifs suffit pour ne laisser aucun doute dans leur esprit. Malheureusement il n'est pas aussi facile de la guérir que d'en établir le diagnostic, et, malgré l'emploi de quelques médicaments, les médecins paraissent plus volontiers accorder leur attention au régime alimentaire. Ce régime, autant que possible composé d'aliments azotés, à l'exclusion des substances féculentes, fatigue promptement les voies digestives; il inspire souvent au malade privé de pain un dégoût invincible, et ne peut être supporté un temps suffisamment prolongé qu'autant que le médecin permet à son malade de revenir par intermittences à sa nourriture habituelle.

Tant que la quantité de sucre rendue dans les urines ne dépasse pas une certaine limite, il n'y a pas d'inconvénient à ce que le malade se relâche un peu de l'observation rigoureuse du régime azoté; mais il est très-important pour lui de le reprendre aussitôt qu'il s'aperçoit que la production du sucre s'élève d'une quantité notable.

Pour être assuré de bien revenir à temps à l'alimentation azotée, le malade, ayant son médecin pour guide, doit donc connaître pour ainsi dire jour par jour *la quantité* de sucre contenue dans son urine. C'est alors que l'analyse qualitative ne suffit plus et qu'il devient nécessaire pour lui de faire usage de l'analyse quantitative.

QUEL EST LE MOYEN LE PLUS A LA PORTÉE DES MALADES POUR DOSER LE SUCRE CONTENU DANS L'URINE?

Bien des moyens ont été proposés pour arriver à connaître exactement la quantité de sucre contenue dans une urine. Notre intention n'est pas de les examiner successivement au point de vue scientifique; nous n'avons eu d'autre but que de mettre à la disposition du médecin et du malade intelligent un appareil au moyen duquel ce dernier pût facilement se rendre compte de sa situation. Nous avons dû conséquemment choisir celui de tous les procédés qui nous a semblé fournir le résultat le plus sûr, le plus prompt et le plus facile à obtenir en toutes circonstances, et nous pensons rendre un véritable service à la thérapeutique en réunissant sous un petit volume, dans une boîte portative et commode, les instruments nécessaires pour faire à tout instant une analyse quantitative d'urine diabétique. L'instruction que nous y joignons en rendra l'usage des plus faciles.

Le procédé auquel nous avons donné la préférence est fondé sur l'emploi du réactif de Fehling, publié en France par feu Quevenne, notre honorable et savant collègue à la Société de pharmacie.

Nous devons faire connaître en quelques mots les motifs qui ont déterminé notre choix.

Il est bien reconnu que les anciens procédés de la fermentation alcoolique et de l'extraction du sucre, quoique les plus exacts en théorie pour affirmer la présence de cette substance, sont d'un usage impossible dans la pratique.

Les alcalis caustiques, potasse ou soude, le lait de chaux, sont d'excellents réactifs pour constater la présence du glycose dans les urines; on peut même, avec une certaine habitude, en apprécier approximativement la quantité. Mais l'emploi de ces réactifs devient insuffisant lorsqu'il s'agit d'arriver à une analyse exacte, ou de constater les variations journalières qui peuvent survenir sous l'influence du régime ou de la médication.

Nous en dirons autant du sous-nitrate de bismuth associé à la potasse caustique, mode d'analyse connu sous le nom de procédé Bœttger.

Les instruments d'optique, le saccharimètre de Soleil, le polarimètre de Biot, le diabétomètre de Robiquet, outre leur prix élevé, exigent une grande habitude et un œil bien exercé à distinguer l'égalité de teinte bleu violacé qui sert de guide à l'opérateur; car l'observation inexacte donne lieu à des écarts très-grands sur la quantité de sucre trouvée. Ce moyen ne peut d'ailleurs être employé avec quelque exactitude que pour des liqueurs qui contiennent une quantité notable de glycose.

Quant à l'aréomètre, il fournit un moyen d'acquérir une présomption sur la quantité de sucre; mais l'emploi de cet instrument seul pourrait donner lieu à de très-grandes erreurs. Dans un nombre considérable d'analyses que nous avons eu occasion de faire depuis quelque temps, nous l'avons constamment employé comme indication préalable sans en avoir jamais pu tirer une conséquence de quelque exactitude. C'est ainsi, pour ne citer qu'un petit nombre d'exemples, que différentes urines diabétiques d'une densité uniforme de 1,030 ont donné à l'analyse les nombres suivants de sucre par 1,000 gr. :

2 gr. 27
1 35
6 20
1 29
0 83 etc.;

tandis qu'une autre urine d'une densité inférieure, pesant 1,025, contenait 9 gr. 52.

D'autre part des urines sucrées contenant des quantités de sucre semblables avaient des densités différentes. Il est vrai d'ajouter que lorsque la quantité de sucre devient un peu considérable, par exemple de 50 à 100 grammes par litre, les indications fournies par l'instrument sont moins sujettes à varier parce qu'alors le sucre possède assez de prédominance sur les autres sels de l'urine pour que ceux-ci aient moins d'influence sur le résultat.

Néanmoins nous nous croyons en droit d'après nos propres expériences de rejeter ce moyen comme incapable de fournir des données suffisantes pour apprécier même approximativement la quantité de sucre contenue dans une urine.

Restent les réactifs cupro-potassiques, qu'on pourrait employer sans distinction au moyen des instruments qui composent notre boîte d'analyse. Pourtant nous avons cru devoir donner la préférence au *réactif de Fehling*, qui n'offre du reste qu'une légère différence avec celui de Barreswill, parce que, d'après Quevenne et d'après notre propre observation, ce réactif à l'avantage de se conserver mieux que les autres en offrant au moins le même degré de sensibilité.

DE L'EMPLOI DU RÉACTIF DE FEHLING.

La liqueur de Fehling est composée de sulfate de cuivre, de tartrate neutre de potasse et de potasse caustique.

Son emploi est fondé sur la propriété que possède le glycose de réduire les sels de cuivre en présence de la potasse, en donnant lieu à un précipité rouge de protoxyde de cuivre.

Comme la réduction se poursuit, si la quantité de glycose est suffisante jusqu'à la disparition complète du sel de cuivre en dissolution et que la décoloration de la liqueur bleue est la conséquence de cette réaction, il en résulte un moyen aussi exact que facile pour reconnaître la quantité de glycose contenue dans un liquide sucré.

Ce procédé est d'un usage très-répandu aujourd'hui pour doser le sucre dans le lait, dans les liqueurs sucrées, et particulièrement dans les urines des diabétiques. Son emploi n'offre aucune difficulté sérieuse qui empêche de le mettre aux mains des malades eux-mêmes.

C'est le but que nous nous sommes proposé en faisant établir des boîtes d'analyse à l'usage des diabétiques.

COMPOSITION DES BOITES D'ANALYSE A L'USAGE DES DIABÉTIQUES.

Le problème que nous avions à résoudre était le suivant: Mettre à la disposition des médecins et des malades intelligents une boîte portative de petit volume, contenant cependant tous les instruments et les substances nécessaires pour faire facilement, promptement, en tout temps, en voyage ou à la campagne, l'analyse d'une urine de diabétique.

Le prix n'en devait pas être élevé pour qu'il fût facilement abordable par tous les malades désireux d'avoir sous la main *le thermomètre de leur santé.*

Réduisant une question d'analyse aux simples proportions d'un peu d'adresse et d'intelligence, nous joignons à cette Notice des instructions qui, nous l'espérons, seront suffisamment claires pour être bien comprises même par les personnes qui n'ont aucune connaissance en chimie.

Nous allons d'abord faire connaître la composition de la boîte. Nous indiquerons ensuite les précautions à prendre pour faire une analyse d'urine et la manière d'employer les instruments.

La boîte contient:

A Un flacon de réactif de Fehling ;
B Un flacon vide gradué à 50 et 100 grammes;
C Une lampe à esprit-de-vin ;
D Une burette graduée par dixièmes de centimètres cubes ;
E Une pipette graduée de la contenance de 10 cent. cub ;
FF Deux tubes fermés ;
G Un flacon de pastilles de potasse caustique ;
H Un ballon;
I Une pince en bois ;
J Un support pour le ballon.

Tous les flacons et instruments sont disposés dans des casiers de manière que la boîte puisse être transportée sans crainte de casse.

INSTRUCTION CONCERNANT L'EMPLOI DES INSTRUMENTS CONTENUS DANS LA BOITE D'ANALYSE, ET MOYEN DE PROCÉDER A L'ANALYSE D'UNE URINE SUCRÉE.

On distingue deux sortes d'analyses appliquées à la reconnaissance du sucre dans les urines : l'analyse qualitative et l'analyse quantitative.

On désigne sous le nom d'*analyse qualitative* l'opération qui a pour objet de reconnaître si un liquide contient ou non du glycose. L'*analyse quantitative* comprend l'ensemble des manipulations qui conduisent à doser la quantité de sucre qu'il contient.

*

L'*analyse qualitative* ne présente aucune difficulté. Il suffit de prendre un des tubes FF, d'y mettre de l'urine jusqu'à la hauteur de 3 centimètres environ avec une pastille de potasse caustique; saisir le tube par le haut au moyen de la pince I et exposer le liquide à la flamme de la lampe à esprit-de-vin. Après quelques secondes d'ébullition le liquide se colore en brun plus ou moins foncé selon qu'il contient une quantité plus ou moins grande de sucre.

Mais ce mode d'analyse est bien moins important pour le malade qui connaît déjà la nature de sa maladie que celui qui a pour résultat de lui indiquer la quantité de sucre que contient son urine, puisque, comme nous l'avons dit, c'est d'après ce résultat que le malade règlera son régime. C'est pourquoi nous allons entrer, au sujet de la manière de procéder à une analyse quantitative, dans des détails qui ne laisseront aucun embarras à l'opérateur.

ANALYSE QUANTITATIVE D'UNE URINE DIABÉTIQUE.

On aura soin de puiser l'urine dans un vase où seront réunies toutes celles qui auront été rendues pendant la journée, ou mieux encore pendant les vingt-quatre heures, afin d'avoir une moyenne plus exacte de la quantité de sucre rendue par le malade. La nécessité de procéder ainsi sera démontrée si on veut bien songer que, chez les malades qui digèrent facilement, il y a des différences considérables dans la quantité de sucre contenue dans l'urine rendue deux heures après le repas et celle qui n'est rendue que le lendemain matin. Nous avons analysé les urines d'un malade qui contenaient 25 et 30 grammes de sucre deux heures après un repas copieux, tandis que le lendemain matin elles en contenaient à peine 5 grammes.

Voici maintenant la manière de procéder :

Dans le ballon H mettez, au moyen de la pipette graduée E, 10 centimètres cubes de liqueur de Fehling, c'est-à-dire la quantité que contient la pipette jusqu'au trait marqué 10,cc. La manière de faire usage de cette pipette est bien simple. On fait le vide dans la poire en caoutchouc en la comprimant; on place la pointe de l'instrument dans la liqueur, qui monte à mesure que le caoutchouc reprend sa forme; si le liquide a dépassé le point marqué, vous presserez légèrement sur la poire jusqu'à ce qu'il soit ramené à la ligne de démarcation ; puis, portant la pipette au-dessus du ballon, vous y ferez écouler tout le liquide en comprimant fortement le caoutchouc.

Vous ajouterez dans cette liqueur une pastille de potasse caustique ; puis, saisissant de la main gauche avec la pince I le col du ballon, vous porterez le vase sur la flamme de la lampe à esprit-de-vin. Au moment où le liquide entrera en ébullition vous y laisserez tomber goutte à goutte l'urine à analyser placée dans la burette, que vous tiendrez de la main droite l'index appuyé sur l'orifice supérieur et que vous aurez préalablement remplie jusqu'à l'affleurement du chiffre 0. En soulevant légèrement le doigt l'urine s'écoulera goutte à goutte à mesure qu'une petite quantité d'air rentrera dans la burette.

Si l'urine est peu chargée de sucre, il se produira seulement, au bout de quelques minutes d'ébullition, un trouble verdâtre, puis jaune. On continue l'ébullition en agitant de temps en temps pour éviter les soubresauts, et en tenant le col du ballon incliné de 45° du côté opposé à la figure de l'opérateur. Le précipité passera bientôt au brun rouge en même temps qu'il prendra de la cohésion et se déposera plus facilement. Vous le laisserez alors se séparer en plaçant le ballon sur son support.

Lorsque la séparation du liquide et du dépôt sera accomplie, vous examinerez la liqueur surnageante en plaçant le ballon entre l'œil et la lumière, regardant de haut en bas au-dessus d'une feuille de papier blanc. Si la liqueur est encore bleue, vous continuerez d'ajouter de l'urine, en notant avec soin le nombre de degrés indiqué sur l'échelle qu'il vous aura fallu employer, et vous continuerez ainsi jusqu'à la décoloration *à peu près complète* du réactif de Fehling, c'est-à-dire jusqu'au moment où le liquide ne présente plus qu'une teinte bleue ou verte *très-légère*, indice nécessaire pour être assuré que le point de saturation n'est pas dépassé. Le nombre de degrés ou de centimètres cubes employés vous indiquera, d'après le tableau ci-dessous, la quantité de sucre contenue dans l'urine que vous analyserez.

Supposons par exemple que, pour arriver à la décoloration du réactif de Fehling, il vous ait fallu employer **40** divisions ou **4** centimètres cubes : en lisant sur le tableau le chiffre qui se trouve en regard du nombre 4, vous trouverez que l'urine que vous analysez contient 12 grammes 50 centigrammes de glycose.

TABLEAU indiquant les quantités de glycose contenues dans les urines essayées avec la liqueur titrée de Fehling.

Quantité de liqueur titrée employée pour l'expérience.	Centimètres cubes d'urine nécessaires pour opérer la décoloration.	Quantité de glycose contenue dans un litre d'urine.	Quantité de liqueur titrée employée pour l'expérience.	Centimètres cubes d'urine nécessaires pour opérer la décoloration.	Quantité de glycose contenue dans un litre d'urine.
Dix centimètres cubes de liqueur titrée de Fehling.		grammes.	Dix centimètres cubes de liqueur titrée de Fehling.		grammes.
	1,0	50		12,5	4
	1,5	33,33		13,0	3,84
	2,0	25		14,0	3,57
	2,5	20		15,0	3,33
	3,0	16,66		16,0	3,12
	3,5	14,275		17,0	2,94
	4,0	12,50		18,0	2,77
	4,5	11,11		19,0	2,63
	5,0	10		20,0	2,50
	5,5	9,09		21,0	2,38
	6,0	8,33		22,0	2,27
	6,5	7,69		23,0	2,17
	7,0	7,14		24,0	2,08
	7,5	6,66		25,0	2
	8,0	6,25		30,0	1,665
	8,5	5,88		35,0	1,428
	9,0	5,55		40,0	1,25
	9,5	5,26		45,0	1,11
	10,0	5		50,0	1
	10,5	4,76		60,0	0,83
	11,0	4,54		70,0	0,71
	11,5	4,34		80,0	0,63
	12,0	4,15		90,0	0,55
				100	0,50

Il convient ici de faire une observation. La voici. Tant que l'urine à analyser ne contient pas au delà de 30 à 40 grammes de sucre, on peut la soumettre directement à l'analyse; mais si, par quelques indications précédentes, on a lieu de supposer qu'elle doive contenir au delà de cette quantité, il faut avoir la précaution de l'étendre d'un volume d'eau égal au sien. C'est ce qu'il est facile de faire au moyen du flacon gradué B. On verse de l'urine jusqu'au trait marqué 50 gr., puis de l'eau jusqu'au trait marqué 100 gr. On obtient ainsi une urine qui convient mieux à l'analyse, parce que, lorsque l'urine est trop chargée de sucre, la décoloration de la liqueur arrive si promptement qu'on a peine à s'assurer que le point de saturation n'est pas dépassé. Mais on comprend que pour avoir un résultat exact il faut doubler le chiffre du sucre trouvé.

On peut voir d'après ce tableau que c'est le titre de la liqueur de Fehling qui sert à déterminer la quantité de sucre contenue dans l'urine. En effet cette liqueur est titrée de manière que, pour en décolorer complétement 10 centimètres cubes, il faut exactement 5 centigram. de glycose ou une quantité de liquide contenant en dissolution 5 centigram. de cette substance; de sorte que, quel que soit le nombre de centimètres cubes d'urine employés pour arriver à la décoloration de la liqueur, on sait que cette quantité contient invariablement 5 centigrammes de glycose. Or il suffit d'une simple règle de proportion pour connaître la quantité de sucre contenue dans 1 litre ou 1,000 centim. cubes d'urine. Supposons que A représente le nombre de centimètres cubes de liquide qu'il a fallu employer: ce nombre A contient évidemment 5 centig. de sucre. Par conséquent, si A contient 5 centigram., 1 litre ou 1,000 centim. cubes en contiendront *x*; d'où résulte la règle de proportion suivante :

$$A : 0{,}05 : 1{,}000 :: x \text{ ou } x = \frac{1{,}000 \times 0{,}05}{A} = \frac{50}{A}$$

On obtient donc le poids du glycose contenu dans un litre d'urine en divisant 50 par le nombre A.

Faisons l'application de cette règle à l'exemple qui nous a servi à consulter le tableau. Nous avons supposé qu'il avait fallu employer 40 divisions ou 4 degrés de l'échelle représentant 4 cc. d'urine, puisque chaque degré correspond à 1 centim. cube. Par conséquent ce nombre 4 vient prendre la place de A dans la règle de proportion que nous avons posée; de sorte que $\frac{50}{4} = 12$ gr. 50 c.

La même règle s'appliquerait de la même manière à toutes les divisions de la burette. Le tableau a été fait d'après ces données, afin d'éviter la répétition des calculs et d'abréger les opérations.

On vient de voir combien il est facile au moyen des indications qui précèdent de faire soi-même une analyse d'urine. Nous n'avons cependant pas la prétention de faire croire aux gens du monde, pour qui les manipulations délicates de la chimie sont la plupart du temps étrangères, qu'ils ne rencontreront jamais de difficultés imprévues dans les opérations dont nous avons cherché à leur indiquer minutieusement la marche. Il arrivera bien quelquefois que, parmi les matières si complexes qui entrent dans la composition de l'urine, quelques-unes viendront troubler le résultat. On pourra, dans ces circonstances exceptionnelles, avoir recours aux lumières d'un chimiste, qui, en reconnaissant la cause des perturbations, indiquera les moyens d'en détruire les effets ; mais nous sommes convaincu que dans l'immense majorité des cas, au moyen de nos instruments et de nos indications, les malades arriveront avec facilité aux résultats les plus satisfaisants.

Nous espérons que les médecins apprécieront l'avantage qu'il y aura pour eux à pouvoir étudier jour par jour l'influence du traitement qu'ils auront prescrit, le malade trouvant facilement dans ses loisirs le temps de faire une analyse à laquelle les nombreuses occupations du médecin l'empêchent d'avoir recours aussi souvent qu'il le désirerait.

TARIF DES OBJETS CONTENUS DANS LA BOITE D'ANALYSE.

On peut remplacer isolément chacun des objets contenus dans la boîte au prix de :

		fr.	c.
A	Flacon à liqueur de Fehling, étiquette gravée dans le verre	2	»
	La liqueur à 2 fr. les 30 grammes	6	»
B	Flacon gradué à 50 et 100 grammes	2	»
C	Lampe à esprit-de-vin garnie	2	»
	D° d° non garnie	1	50
D	Burette graduée	6	»
E	Pipette graduée	3	»
FF	Tubes fermés, la pièce	»	30
G	Flacon à potasse caustique, étiquette gravée	1	50
	Pastilles de potasse, 20 grammes	2	»
H	Ballon	»	50
I	Pince en bois	1	50
Notice		1	»
La boîte en noyer verni et gaînée en peau à l'intérieur, garnie de tous les instruments et substances nécessaires à l'analyse quantitative indiquée ci-dessus, est du prix de		40	»
Prix d'une analyse		10	»

PARIS. — IMPRIMERIE CENTRALE DE NAPOLÉON CHAIX ET Ce, RUE BERGÈRE, 20. — 5510.

PARIS. — IMPRIMERIE CENTRALE DE NAPOLÉON CHAIX ET Ce, RUE BERGÈRE, 20. — 5552.

www.ingramcontent.com/pod-product-compliance
Ingram Content Group UK Ltd.
Pitfield, Milton Keynes, MK11 3LW, UK
UKHW020502220726
13923UKWH00006B/2719

9 782019 295066